Schl

Wie Sie mit 10'000 Schritten pro Tag abnehmen, fit bleiben und gesünder Leben.

Lisa Seifert

Stehen Sie auch jeden Morgen auf der Waage und sind gefrustet über die Zahl, die vor Ihnen erscheint? Irgendwie will das Gewicht nicht runter und dies ist schon die gefühlt hundertste Diät, die Sie ausprobiert haben. Wenn Ihnen bei Low-Carb und Paleo schon die Haare zu Berge stehen, wissen Sie, dass es an der Zeit ist, von den Diäten und der Jojo-Falle wegzukommen. Und auch wenn Sie noch keine Diät ausprobiert haben und sich vorgenommen haben abzunehmen, sind Sie hier genau richtig. Dieses Buch beschäftigt sich nicht mit Diäten und dem schnellsten Abnehmerfolg. Hier geht es darum, dass man langfristige Erfolge erzielen kann und sein Essverhalten umstellt. Doch das heißt nicht, dass man weniger Essen soll, ganz im Gegenteil! Es kommt einfach darauf an, was man isst. Doch neben den Ernährungstipps, geht es hauptsächlich darum, wie Sie durch Hinzufügen von Bewegung im Alltag schon den größten Teil Ihres Zieles erreichen können. Sie müssen jetzt nicht zur Sportskanone mutieren und sich als Ziel den diesjährigen Marathon setzen. Nein, es geht darum, dass Sie das Fahrrad zum Einkaufen nehmen oder zwischendurch das Auto zuhause lassen und den Bus nehmen. Doch zu all denn Dingen etwas später. Zuerst einmal sollten Sie sich selbst fragen, wieso Sie abnehmen wollen. Was ist Ihr Beweggrund, Ihre Motivation? Machen Sie dies für sich selbst, für Ihren Partner oder weil Sie einen gesellschaftlichen Druck verspüren? Es ist wichtig, dass Sie sich diese Fragen beantworten bevor Sie überhaupt weiterlesen. Denn wenn Sie all den kommenden Aufwand aus falschen Beweggründen betreiben, werden Sie nicht weit kommen und definitiv nicht glücklich sein.

Es kommt immer darauf an wieso man abnehmen will. Wenn es um Ihre Gesundheit geht, gibt es kein Pardon, da müssen Sie etwas gegen Ihren ungesunden Lebensstil tun. Wenn Sie stark an Übergewicht leiden, dann bringt es Ihnen und vor allem Ihrer Gesundheit nichts, wenn Sie mit Ihrer jetzigen Lage zufrieden sind. Meist ist es nicht Zufriedenheit, die Sie verspüren, sondern Komfort, von dem Sie sich nicht trennen können. Doch genau darum geht es auch in diesem Buch: dass man sich etwas traut und endlich seine Komfortzone verlässt. Geben Sie nicht auf, nur, weil es bis jetzt nicht geklappt hat. Mit Hilfe dieses Buches kann jeder in seinem Tempo abnehmen und dies alles ohne sich selbst Stress zu machen und im Weg zu stehen.

Wenn Sie jedoch normal gewichtig sind und trotzdem Probleme mit Ihrem Äußeren haben, müssen Sie sich einmal fragen, ob Sie mit ein paar Kilos weniger glücklicher werden. Und wenn Sie dann das Traumgewicht erreicht haben, was wird sich grundsätzlich in Ihrem Leben ändern? Man sollte vor allem darauf achten, wo die Problemzonen liegen. Wenn Sie eine schlanke Person sind, die aber schon immer mit einem kleinen Bäuchlein zu kämpfen hatten, wäre es vielleicht an der Zeit das kleine Bäuchlein zu akzeptieren. Denn es ist bis heute umstritten, ob man überhaupt an bestimmten Stellen abnehmen kann. Grundsätzlich sagt die Mehrheit der Experten, dass dies nicht möglich ist und man gesamthaft abnehmen muss um Veränderungen zu bemerken. Wenn Sie nun ein bisschen Speck am Bauch haben, können Sie dieses Fett nicht in Muskeln umwandeln. Sie müssten das Fett loswerden und gleichzeitig Muskeln aufbauen. Dies ist durchaus möglich, doch um dieses Ziel zu erreichen, ist dieses Buch nicht geeignet. Denn für einen flachen Bauch braucht es eine komplette Ernährungs-umstellung und gezielte Übungen dazu. Wenn Sie sich intensiv mit dem Thema Sport beschäftigen möchten, sollten Sie sich beispiels-weise im Fitnessstudio beraten lassen und sich dort individuelle Tipps zum weiteren Weg holen.

Auf die Frage, für wen Sie den Aufwand betreiben würden, gibt es nur eine richtige Antwort: für sich selbst. Wenn Sie eine normal gewichtige und gesunde Person sind und tief in Ihr Inneres ge-hen und sich fragen, ob Sie persönlich, nicht Ihr Partner oder die Modeindustrie, zufrieden mit Ihrem Körper sind und die Antwort auch nur vielleicht „ja" heißen könnte, überlegen Sie sich die Sa-che nochmals gründlich.

Doch für wen ist dann dieses Buch geeignet? Für all diejenigen Leser unter Ihnen, die mehr Bewegung und Gesundheit in Ihr Leben brin-gen wollen und die schon lange mit Ihrem Körpergewicht zu kämp-fen haben und dies als eine Last empfinden. Vor allem aber ist es ge-eignet für Anfänger, die bis jetzt keine oder wenig Erfahrungen mit Bewegung und Sport sowie gesunder Ernährung gemacht haben. Trauen Sie sich einfach einmal etwas Neues auszuprobieren.

Inhaltsverzeichnis

Kapitel 1 – Ziele setzen 1

Kapitel 2 – Wie Sie motiviert bleiben 4

Kapitel 3 – Wieso Laufen und nicht etwa Joggen? 6

Kapitel 4 – Wieso gerade 10'000 Schritte? 8

Kapitel 5 – Annäherung an die 10›000 Schritte 10

Kapitel 6 – Das richtige Schuhwerk und die
        1x1-Blasenvorsorge.. 14

Kapitel 7 – Welche Messmethode eignet sich am besten? 17

Kapitel 8 – Seinen aktuellen Stand systematisch ermitteln 23

Kapitel 9 – Schritt für Schritt... 25

Kapitel 10 – Die idealen Orte fürs Laufen 27

Kapitel 11 – Sich an das neue Laufen gewöhnen 32

Kapitel 12 – Wandern 35

Kapitel 13 – Tempo 39

Kapitel 14 – Jeder Schritt zählt 41

Kapitel 15 – Ernährung 42

Kapitel 16 – Kalorien sind nicht gleich Kalorien........................46

Kapitel 17 – Durch Sport zu viel essen 50

Kapitel 18 – Verbieten Sie sich nichts 53

Kapitel 19 – Lassen Sie sich zu nichts zwingen 55

Schlusswort...57

Kapitel 1 – Ziele setzen

Schon in der Einleitung wurden Sie aufgefordert über Ihre Beweggründe zum Abnehmen nachzudenken. Wenn Sie nun gründlich darüber nachgedacht und sich entschieden haben, geht es darum ein Ziel zu setzen. Wie viel möchten Sie abnehmen? Wie lange wollen Sie sich dafür Zeit nehmen? Bevor Sie diese zwei Fragen beantworten, müssen Sie sich im Klaren sein, dass, wenn Sie sich dazu entschieden haben abzunehmen, Sie einen langen Weg einschlagen. Sie werden von heute auf morgen nicht schlanker und gesünder sein können, da müssen Sie schon in Monaten rechnen. Doch das ist auch O.K., denn wenn es das ist, was Sie persönlich wirklich wollen, ist es denn Aufwand auf jeden Fall wert.

Ein realistisches und vor allem Gesundheitsschonendes Ziel sind 0.5 kg pro Woche. Das klingt zwar nach wenig, jedoch ist es je nachdem mit der Zeit gar nicht mehr so einfach noch weiter abzunehmen. Von dem her ist es besser, wenn Sie klein, aber dafür konstant arbeiten und nicht innerhalb weniger Wochen etliche Kilos verlieren. Denn ein plötzlicher Gewichtsverlust birgt gleich mehrere negative Folgen:

Der Jojo-Effekt (schnell abnehmen, dadurch wieder zunehmen und mehr wiegen als vor der Diät) ist praktisch vorprogrammiert. Wenn man schnell viele Kilos abnimmt, hat man meist wenig gegessen in Kombination mit viel Sport. Dies ist der erste Fehler, denn viele motivierte Abnehmerkandidaten begehen. Denn wenn man Sport betreibt, sollte man dem Körper auch genug Energie zuführen (zur Ernährung, siehe Kapitel 15-19). Ansonsten holt sich der Körper irgendwann die nötige Energie, was dann in Fressattacken resultiert. Und schlussendlich hat sich der Aufwand nicht gelohnt und man hat sogar noch zugenommen.

Die zweite Gefahr ist die schlaffe Haut. Wenn man stark an Übergewicht leidet, hat sich mit den Jahren der Gewichtszunahme die Haut ausgedehnt und es braucht seine Zeit bis sich die Haut an den neuen Körper anpasst. Wenn man nun zu schnell abnimmt, geht die Körpermasse zwar zurück, jedoch bleibt die überschüssige Haut.

Ein weiteres Risiko ist die Verschlechterung des eigenen Wohlbefindens. Wenn man viel Sport macht und wenig isst, leidet der Kreislauf darunter und man hat ständig kalt, da der Körper nicht mehr so stark durchblutet wird. Zudem fühlt man sich häufig müde und schlaf.

Wie Sie sehen, ist Geduld das A und O wenn es um langfristig effektives Abnehmen geht und um seine Gesundheit zu schonen.

Da Sie nun wissen, dass Sie sich an die 0.5 kg-Grenze pro Woche halten sollen, können Sie nun berechnen wie lange es theoretisch gehen würde bis Sie Ihr Traumgewicht erreichen. Holen Sie dafür Ihren Kalender hervor und tragen Sie das Datum ein. Nun sollte dieses Datum kein fixer Punkt sein, an dem Sie Ihr Ziel erreichen müssen. Dies sollte als bloße Orientation dienen, damit Sie einen Überblick über die kommenden Monate haben. Wenn Sie es bis zu diesem Datum nicht ganz bis auf Ihr Traumgewicht schaffen, geht davon die Welt auch nicht unter. Das Wichtigste ist, dass Sie sich selbst keinen Druck machen und die Sache motiviert, aber doch mit einer gewissen Lockerheit angehen. Wenn Sie sich zu viel Druck machen, kommen Sie nicht vorwärts. Schließlich muss der Körper sich auch ausruhen können um am nächsten Tag seine volle Leistung erbringen zu können.

Kapitel 2 – Wie Sie motiviert bleiben

All diejenigen unter Ihnen, die schon einmal eine Diät ausprobiert haben, wissen wie nervenaufreibend die ganze Sache sein kann. Es gibt Tage, an denen die Motivation so im Keller ist, dass das Aufstehen aus dem Bett schon eine riesige Herausforderung darstellt. Schlimmstenfalls sieht man keinen Sinn und Zweck in der ganzen Sache, bricht die Diät ab und fängt wieder mit den alten Gewohnheiten an. Doch um genau solch einen Fall von Motivation zu verhindern, gibt es viele Tricks und Tipps:

Schreiben Sie sich auf wieso Sie abnehmen wollen und hängen Sie den Zettel dort auf, wo Sie ihn jeden Tag sehen; am besten am Badezimmerspiegel oder am Kühlschrank.

Schreiben Sie Ihre Erfolge auf und seien sie noch so klein. So haben Sie die Übersicht über das, was Sie schon erreicht haben und können bei schlechten Tagen einen Blick reinwerfen und sich vergewissern, dass Sie schon viel mehr erreicht haben, als Ihnen bewusst ist.

Lassen Sie sich von anderen motivieren. Sagen Sie Ihren Freunden und Verwandten, dass Sie abnehmen möchten und bitten Sie um Unterstützung. Trauen Sie sich ruhig zwischendurch den Frust herauszulassen und sich Tipps von anderen zu holen. Denn wie ja bekanntlich jeder weiß, ist geteiltes Leid auch gleichzeitig halbes Leid.

Machen Sie ein Fitnessstudio Abo oder schreiben Sie sich in sonst irgendeinem Club oder Verein ein. Doch bis zu diesem Zeitpunkt ist es wichtig, dass Sie sich bewusst werden, dass Verpflichtungen nichts Schlechtes sind. Dadurch, dass Sie feste Termine haben, wird es Ihnen viel schwerer Fallen diese zu missen.

Kapitel 3 – Wieso Laufen und nicht etwa Joggen?

Es gibt etliche Sportarten, von Joggen bis Klettern ist alles dabei. Wieso also erzählt dieses Buch dann gerade vom Laufen, wären da andere Sportarten nicht effizienter? Viele Menschen unterschätzen das Laufen, da wir das ja irgendwo durch jeden Tag machen. Doch genau so wird auch überschätzt wie viel man am Tag läuft. Um sich das vor Augen zu führen, sollte man ein paar Tage hintereinander den Schrittzähler bei sich tragen und bald schon merkt man, dass man nach einem Tag im Büro fast keine Bewegung erlebt hat. Vor allem aber ist Laufen der perfekte Einstieg für alle Sportmuffel. Man kann nicht plötzlich anfangen zu joggen, wenn man vorher kaum aus dem Bürostuhl herausgekommen ist. Zudem sind Joggen und alle anderen Sportarten die mit viel Belastung auf den Gelenken verbunden und dadurch nicht für jedermann geeignet. Schwimmen wäre da noch eine schonende Variante. Doch nicht jeder ist ein Freund vom kühlen Nass und zudem ist Schwimmen auch immer mit einem großen Zeitaufwand verbunden. Fürs Joggen braucht es viele Voraussetzungen, die dann vor allem Menschen im höheren Alter nicht mehr erfüllen können. Wenn man Probleme mit den Gelenken hat, verschlimmern sich diese meist durchs Joggen nur noch mehr. Aber auch für stark übergewichtige Menschen liegt am Anfang joggen nicht drin. Denn für schwere Menschen ist es viel anstrengender viel Masse in Bewegung zu setzen als für schlanke. Zudem kommt noch dazu, dass das viele Gewicht beim Rennen stark auf die Gelenke drückt und schlimmstenfalls zu Gelenkproblemen führen kann.

Wie Sie sehen ist Laufen eine schonende und sichere Variante um sich entweder an den Sport heranzutasten oder aber den Sport zu ersetzen, wenn man körperlich nicht in der Lage ist mehr zu leisten. Der größte Vorteil jedoch ist, dass man das Laufen perfekt in den Alltag integrieren kann und nicht viel mehr Zeit aufwänden muss als wenn man eine fixe Sportart betreiben würde. Hier ein Beispiel: Wenn Sie eine Stunde langsam Fahrrad fahren entspricht dies ungefähr 7'500 Schritten. Es ist verständlich, dass es für viele Berufstätige und Eltern schwierig ist sich, neben all den Verpflichtungen, mindestens eine Stunde pro Tag noch frei zu nehmen für Sport.

Kapitel 4 - Wieso gerade 10'000 Schritte?

Forscher beschäftigen sich schon seit langem damit, wie viel Sport und Bewegung für einen Menschen nötig sind um gesund und fit zu bleiben. Etliche Studien wurden schon durchgeführt und vieles postuliert. Doch schlussendlich kam man zur Erkenntnis, dass auch schon eine halbe Stunde Sport am Tag ausreichen würde um was für seine Gesundheit zu leisten. Doch statt jeden Tag aktiv Sport zu betreiben, kann man dies eben tun, indem man die 10›000 Schritte pro Tag absolviert. Mit dieser Anzahl von Schritten ist Ihr täglicher Bedarf an Bewegung mit Sicherheit gedeckt.

Hier nur ein paar von vielen Vorteilen für Ihren Körper:

- Beugt Herzkreislauferkrankungen vor

- Wirkt stimmungsaufhellend

- Bei Herzprobleme, Diabetes, Rückenbeschwerden, Depressionen lindert es die Symptome

- Führt zu einem guten Schlaf

Neben all den körperlichen Vorzügen, gibt es auch noch Vorteile für die Umwelt: Dadurch, dass Sie das Auto öfters stehen lassen und mehr zu Fuß erledigen, tun Sie der Umwelt auch was Gutes.

Zudem werden Sie sicher weniger im Stau stecken oder Arm an Arm an Ihrem Sitznachbarn im Bus kleben.

Kapitel 5 – Annäherung an die 10›000 Schritte

Das Ziel dieses Buches ist es ja, dass Sie durch das Einbauen von Bewegung in Ihren Alltag und einer langfristigen Ernährungsumstellung gesund an Gewicht verlieren. Da Sie sich nun im Klaren über Ihre Ziele sind und wohin Sie arbeiten müssen, geht es darum Bewegung in den Alltag zu bringen. Niemand erwartet von Ihnen, dass Sie von heute auf morgen die Zehntausend-Marke knacken. Wenn Sie sich bis jetzt fast gar nicht bewegt haben im Alltag, bleibt Ihnen nach all den tausend Schritten nur ein übler Muskelkater und eine gedämpfte Motivation. Daher ist es wichtig, dass Sie mit den Grundlagen anfangen: Überlegen Sie sich zuerst einmal wo Sie Bewegung einbauen könnten. Fahren Sie beispielsweise Bus? Perfekt, dann können Sie jeden Morgen eine Station vorher aussteigen und laufen. Hier unten finden Sie Tipps wie Sie Bewegung in den Alltag bringen können, egal ob Pendler oder Autofahrer:

- Für Autofahrer:

Wer jeden Tag eine lange Strecke bis zum Arbeitsplatz mit dem Auto zurücklegen muss, kann sich wahrscheinlich nur schwer vorstellen, dass es gut möglich ist da noch Bewegung einzubauen. Doch es funktioniert sehr gut. Dazu müssen Sie sich nur über Parkplätze in der weiteren Umgebung Ihrer Arbeitsstelle informieren. So können Sie am Morgen Ihr Auto einfach circa 1 km entfernt vom Gebäude abstellen und loslaufen. Wenn Sie im Schritttempo laufen, schaffen Sie den Kilometer locker in 10 Minuten. Somit haben Sie am Morgen schon gute 1400 – 1700 Schritten zurückgelegt (dies ist natürlich von Person zu Person unterschiedlich, da es von der persönlichen, durchschnittlichen Schrittlänge abhängt. Wie Sie die Schrittanzahl messen können, finden Sie im Kapitel 7).

- Für Pendler:

Für die Pendler sieht es in puncto Bewegungseinführung schon viel einfacher aus als für die Autofahrer. Steigen Sie beim Busfahren einfach eine bis zwei Stationen früher aus und laufen Sie noch die restliche Strecke. Für diejenigen, die Zug fahren, lässt sich dies nicht so einfach umsetzen. Wenn Sie da bis zur nächsten Station laufen wollen, sind Sie wahrscheinlich schon verschwitzt bis Sie überhaupt einen Schritt ins Gebäude gewagt haben. Dazu gibt es folgende Alternativen: Wenn Sie ein solides Fahrrad besitzen und auch noch gerne fahren, nehmen Sie es einfach mit in den Zug! Das Fahren von der einen zur nächsten Station erweist sich dann als Klacks und Sie können es gemütlich nehmen. (Denken Sie dabei unbedingt daran, dass Sie im öffentlichen Verkehr nicht nur ein Ticket für sich selbst, sondern auch für Ihr Fahrrad lösen müssen!) und ansonsten gilt auch für Sie das Gleiche wie für die Busfahrer: meist liegt der Bahnhof nicht vor der Haustüre und der Arbeitsplatz nicht am Bahnhof. Nutzen Sie auch diese kleinen Gelegenheiten um zu laufen, auch wenn es nicht nach viel aussieht.

- Für Stubenhocker am Mittag:

Viele Menschen, die im Büro arbeiten, gehen über Mittag entweder auswärts essen oder in die Mensa. Doch meist setzt man sich nach höchstens fünf Minuten laufen schon in seinen Stuhl und sitzt den ganzen Mittag durch. Doch wie wäre es mal seine Arbeitskollegen zu überreden ein neues Lokal auszuprobieren, dass etwas weiter weg ist? Sie werden sehen. Wie das Beine vertreten nach einem ganzen Morgen sitzen guttun kann. Wenn Sie aber etwas von zu Hause mitnehmen und nicht auswärts essen, können Sie ja in einen schönen Park in der Nähe aufsuchen, am Fluss oder einem Bach essen. Das wirkt nicht nur entspannend, Sie haben auch noch eine schöne Aussicht beim Essen.

- Für Büromuffel

Nach dem Mittagessen geht es meist so weiter wie am Morgen: man sitzt und sitzt und sitzt. Viele bewegen sich praktisch nicht, außer wenn Ihre Finger auf der Computertastatur tippen. Daher hört man auch häufig von Rückenbeschwerden im Büro und daran ist das Sitzen schuld. Dadurch bildet sich langsam die Rückenmuskulatur zurück und bietet dem Rücken so nicht mehr viel Halt und andererseits verspannt sich irgendwann die Muskulatur vom vielen Sitzen. Um dem entgegenzuwirken, sollte man am besten jede Stunde kurz aufstehen und raus an die frische Luft gehen oder sich sonst im Büro kurz die Beine vertreten. Ein paar wenige Minuten können schon Wunder bewirken. Beim Aufstehen können Sie auch gleich das Zimmer etwas durchlüften, dadurch kommt wieder Sauerstoff in den Raum und man fühlt sich dann weniger müde.

- Das Lift fahren existiert für Sie nicht mehr

Treppenlaufen, manche schwitzen schon alleine beim Gedanken drei Stockwerke hoch ins Büro zu laufen. Doch ab jetzt sollten Sie sich mit den Treppen anfreunden und anfangen diese zu benutzen. Diese sind eine ideale Methode um zwischendurch zu trainieren und Ihr bald wohlgeformtes Gesäß wird es Ihnen danken. Sie müssen ja nicht gleich die drei Stockwerke auf einmal laufen, Sie können ja langsam anfangen indem Sie zwei Stockwerke Lift fahren und den letzten mit den Treppen erreichen.

Mit all diesen Tipps können Sie einfach einmal anfangen sich etwas mehr zu bewegen. Bis zu diesem Zeitpunkt geht es noch gar nicht darum die Schritte zu zählen, Sie sollen sich einfach einmal an die neuen Laufumstände gewöhnen und sehen wie es sich anfühlt. Schon nach einer Woche, zwei, wenn Sie sich etwas gewöhnt haben, werden Sie die positiven Effekte von der Bewegung spüren. Durch Bewegung wird der Körper besser durchblutet, die Organe besser versorgt und Ihr ganzer Kreislauf kommt in Schwung.

Kapitel 6 – Das richtige Schuhwerk und die 1x1-Blasenvorsorge

Nach ein paar Tagen werden Sie schon schnell gemerkt haben welche Schuhe fürs Laufen geeignet sind und welche nicht. Wenn man als Frau wegen des Berufs hohe Schuhe tragen muss, gestaltet sich alleine schon der Weg zur Arbeit als Qual. Aber auch als Mann gibt es schicke Schuhe, die toll zu einem Anzug passen jedoch komplett ungeeignet fürs Laufen sind. Daher sollten Sie sich ein gutes Paar Schuhe zulegen. Sie müssen nicht den ganzen Tag in denen laufen. Ziehen Sie die Schuhe am Morgen zur Arbeit an und am Abend zum Nachhause gehen, in der Zwischenzeit können Sie ja Ihre Arbeitsschuhe mitnehmen und diese während der Arbeitszeit tragen. Nun ist die Frage nach der Wahl des Schuhs. Falls Sie noch keine Lauf-Schuhe besitzen, ist es nun schleunigst an der Zeit, dass Sie sich welche anschaffen. Dabei sollten Sie sich am besten in einem Sportgeschäft beraten lassen. Viele Geschäfte bieten gratis Laufanalysen an. Dabei können Sie sich im Vorfeld ein paar verschiedene Modelle zeigen lassen und dann werden Sie aufs Laufband geschickt. Keine Angst, Sie müssen nicht minutenlang auf dem Band rennen. Das Band kann auf Schritttempo eingestellt werden und eine Kamera filmt dann beim Laufen Ihre Füße und wie Sie mit den Schuhen laufen. So kann der perfekte Schuh für Ihren Fuß ermittelte werden, in dem Sie eine gerade Haltung haben und nicht krumm laufen. Nur weil ein Schuh im Laden sitzt, heißt das noch lange nicht, dass er den Füssen und dem Rücken guttut. Seien Sie bei der Wahl des Schuhs lieber etwas kritischer als sonst! Sobald es irgendwo nur ein bisschen zwickt, legen Sie den Schuh weg. Denn wenn er schon bei minimaler Bewegung nicht ideal erscheint, werden die 10›000 Schritte sich später als rein Tortur herausstellen. In einem Sportgeschäft sollten sich Schuhe von jeder Preisklasse finden lassen. Seien Sie von Anfang an offen und teilen Sie dem Berater Ihre Preisklasse mit und fragen Sie auch nach Rabatten nach. Einen guten Laufschuh kann man auch schon unter 100.- Franken finden. Lassen Sie sich dabei nicht von der Marke täuschen, nur, weil Sie den Schuh häufig in der Werbung sehen. Ein Laufschuh von der Eigenmarke des Geschäfts kann genau so gut, wenn nicht noch besser für Sie sein und Sie sparen einiges an Geld. Greifen Sie jedoch auch nicht zu einem allzu billigen Modell, denn das teurere ist häufig besser gepolstert und passt sich dem Fuß besser an. Doch dies ist auch von Modell zu Modell unterschiedlich. Zögern Sie daher nicht die Beratung mit Fragen zu löchern und sich so lange Schuhe zeigen zu lassen, bis Sie den perfekten Schuh gefunden haben. Denn immerhin werden Sie diesen noch einige Jahre tragen. Die Hauptfunktion, die der Laufschuh erfüllt, ist, dass er Ihren Rücken und Füße beim Laufen schont und vor allem unterstützend wirkt. Bei einem klobigen Modell läuft man je nachdem etwas krumm oder benutzt nicht die volle Fußfläche zum Abstehen.

Wer schnell zu Blasenbildung an den Füßen neigt, sollte sich gleich noch ein paar Sportsocken dazu kaufen. Diese sind dicker als normale Socken und verhindern so Blasenbildung. Zwar sehen die weißen, groben Socken nicht sehr ansprechend aus und man schwitzt sehr schnell darin, doch Ihre Füße werden es Ihnen danken! Falls sich jedoch trotzdem eine Blase bilden sollte, ist es zu empfehlen immer ein paar Blasenpflaster dabei zu haben. Diese können Sie gleich an die gereizte Stelle kleben, dadurch sollte verhindert werden, dass die Blase weiter anwächst und durch die dicke Polsterung der Pflaster mildert es den Schmerz beim Laufen.

Wenn sich die Blase stark mit Flüssigkeit gefüllt hat, sollten Sie die Blase so schnell wie möglich mit einer Nadel aufstehen und die Flüssigkeit rausfließen lassen. Dadurch heilt die Blase am schnellsten. Achten Sie unbedingt darauf, dass Sie die Nadel, Ihre Hände und die Blase vorher gut desinfizieren! Danach können Sie die Blase mit einem Pflaster abkleben. Schon nach einigen Tagen sollte die aufgestochene Blase mit der Haut verwachsen. Schneiden Sie dabei nie die überschüssige Haut von der Blase weg! Dadurch dauert es viel länger bis die betroffene Stelle zuwächst und Sie haben nur eine große Wunde gemacht.

Kapitel 7 – Welche Messmethode eignet sich am besten?

Wenn Sie mal nach Schrittzählern im Internet googeln, werden Sie schnell von all den Angeboten überrollt und es ist schwierig den Überblick zu behalten. Dieses Kapitel soll Ihnen helfen die geeignetste Methode fürs Schrittzählen zu finden. Denn es gibt nicht nur kleine Helfer aus dem Sportladen, sondern auch mehr als genug Apps, die Sie kurz auf dem Handy installieren müssen und schon können Sie loslaufen.

Doch fangen wir zuerst einmal mit den Basics an: Wie funktioniert ein klassischer Schrittzähler?

Es gibt zwei Arten von Schrittzählern, die mechanischen und die technischen. Bei der mechanischen Variante ist eine kleine Kugel eingesetzt, die sich bei jedem Schritt von der einen Seite zur anderen bewegt. Der Nachteil an diesem Mechanismus ist, dass viel schneller Ungenauigkeiten entstehen können. Wenn man beispielsweise den Körper zu wenig bewegt, registriert es womöglich einige Schritte nicht und wenn man auf unebene Geländer unterwegs ist, zu viele Schritte gezählt werden. Viel besser dagegen eignen sich die modernen Schrittzähler, die mit einem Mikrosystem ausgestattet sind. Hier ermittelt der Schrittzähler die Anzahl Schritte, indem die Neigung des Gerätes miteinbezogen wird und so viel weniger Fehler entstehen. Doch nun ist noch die Frage an welchem Körperteil das Anbringen des Schrittzählers am effizientesten ist.

Die sicherste und praktischste Methode um genau Schritte zu zählen ist der Schuh. Nike beispielsweise hat eine ganze Kollektion herausgebracht (Nike+), die einen eingebauten Platz im Schuh hat, wo man den Mikrochip einsetzen kann. Danach kann der Chip mit dem Handy (dazu einfach das Nike+ App herunterladen) oder dem iPod über Nike+ verbunden werden und so die Schritte gezählt werden. Der Vorteil hier ist, dass man erstens nichts zusätzliches an den Körper anbringen muss, dass eventuell störend wirken kann. Zweitens ist es ideal für iPod-Benutzer geeignet, die während dem Musikhören ihre Schrittzahl im Auge behalten wollen. Neben Nike gibt es auch noch etliche Firmen, die beispielsweise kleine Geräte anbieten (Fitbit wäre so ein Hersteller), die man laut dem Hersteller fast überall platzieren kann, von Hosentasche bis BH sind keine Grenzen gesetzt. Und mit einer Höhe von 3.5 cm und einer Breite von knapp 3 cm, passt er auch wirklich überall hin. Dieses Gerät arbeitet mit dem oben erklärten Mechanismus, wo die Neigung gemessen wird. Am Ende vom Tag kann man dann die gesammelten Daten auf den Computer oder das Handy synchronisieren und so seinen Fortschritt im Auge behalten. Fitbit bietet Modell schon ab 60.- Franken an.

Neben Chip und Mini-Schrittzähler gibt es auch die Fitnessarmbänder. Fitbit ist hier ebenfalls vertreten und bietet Armbänder für unter 100.- Franken an. Dazu kommt noch, dass das Armband wasserabweisend ist, was sich perfekt für den Alltag eignet. Neben den Schritten werden auch die zurückgelegten Strecken, die Anzahl verbrannter Kalorien und sogar die Schlafqualität gemessen. Das Armband erinnert einem sogar, dass man sich jede Stunde etwas bewegen soll und leuchtet dann auf. Doch wollen Sie wirklich während eines Meetings ein pausenloses Blinken am Arm haben? Diese Vorteile sind zwar schön und gut, jedoch sollten Sie sich gut überlegen, ob Sie Ihren ganzen Alltag in Zahl und Statistiken umwandeln und das Denken einem Armband überlassen wollen. Denn die totale Kontrolle kann auch abhängig machen und man selbst fängt schnell an sich ohne den kleinen Helfer wenig zuzumuten. Daher ist es empfehlenswert, dass Sie zu einem simplen Schrittzähler greifen, der das Nötigste auf dem Kasten hat. Um den Rest können Sie sich ohne Probleme selbst kümmern.

Bei all den Angeboten, von Chips bis Armbänder, sollte man einfach einmal in ein Geschäft gehen und sich beraten lassen und vor allem die Geräte ausprobieren. Wenn man schon nach zwei Minuten merkt, dass das Armband stört, sollte man vielleicht doch lieber zum Chip oder Gerät greifen. Sehen Sie sich einfach einmal um.

Neben all den praktischen Gerätschaften gibt es auch noch Apps, die sich leicht auf dem Handy installieren lassen. Meist muss man das GPS auf dem Handy aktivieren in der Zeit, in der die Schritte gezählt werden sollen. Zudem muss man je nach Programm die persönliche Schrittlänge angeben, so dass dann die Schrittanzahl aus der gelaufenen Strecke ermittelt werden kann.

- Noom Walk

Dieses App ist besonders akkusparend, da es kein GPS benötigt, sondern mit der Bewegungsänderung des Smartphones arbeitet. Daher ist es aber auch zu empfehlen, dass man das Smartphone in der Hosentasche behält, da es je nach Strecke (bei einem unebenen Weg und dem Smartphone in der Tasche, kann das Handy schon mal durchgeschüttelt werden) fehleranfälliger ist. Auch wenn Sie sich hinsetzen, sollten Sie das App ausschalten, da sonst beim Bewegen des Smartphones Ihnen Schritte geschenkt werden. Das App ist simpel gehalten und hat als einzige Funktion den Schrittzähler mit dazugehöriger Statistik. Wer also auf zusätzlichen Schnickschnack verzichten möchte wie Höhenmeter-Angaben, Streckenübersicht etc., sollte Sie sich dieses App zulegen.

- Runtastic Pedometer

Das App ist simpel gehalten, doch es hat es in sich. Es läuft genau so wie „Noom Walk" mit dem Registrieren von der Bewegung des Smartphones, jedoch ist diese App nicht so sensibel wie die vorherige. Auf dem Hauptmenü kann man sehr schnell loslegen und es braucht auch gar keine Erklärung dazu, man drückt einfach „Start Workout" und schon gibt das App die Schritte, die Zeit und die Geschwindigkeit an. Wer dazu die Anzahl verbrannter Kalorien und die Schrittanzahl pro Minute wissen will, der sollte zur Pro Version für 1.99.- Franken zugreifen. Jedoch reicht es für Ihr Training vollkommen, wenn Sie Ihre Zeit und die Anzahl Schritte kennen.

Ein weiteres Plus dieser App ist das automatische Tagebuch. Nach jedem Lauf kann man Anhand von Bildern angeben, wie das Wetter war, wie man sich gefühlt hat, welche Strecke man gelaufen ist (Waldweg, Straße etc.) und welche Temperatur geherrscht hat. Nach wenigen Sekunden ist der ganze Lauf zusammengefasst und man kann bei „History" (Verlauf) seine bisherigen Läufe betrachtet mit den Tagebucheinträgen.

- Accupedo pro

Wer es ganz genau haben möchte, der greift zu dieser App. „Die Bild" hat dieses App zum unangefochtenen Testsieger erklärt. Vor allem punktet das App mit der manuellen Einstellung der Schrittlänge, so dass auch die zurückgelegten Kilometer-Angaben noch genauer sind als bei allen anderen. Man kann sein Ziel (10›000 Schritte) angeben und das App im Hintergrund laufen lassen. In der Kurzansicht kann man dann immer wieder überprüfen wie viel Prozent man schon von seinem Ziel erreicht hat. Jedoch muss man auch 3.50.- Franken hinblättern für diesen Schrittzähler.

Achtung!

Bei all diesen drei Apps müssen Sie unbedingt darauf achten, dass Sie das Handy beim Laufen irgendwo an sich fixiert haben; entweder in der Hosentasche oder in einer kleinen Handyhülle, die Sie sich um den Gurt binden. Denn wenn man mit dem Handy in der Hand läuft und es zu stark bewegt, registriert das App die Bewegung als Schritt. Wenn Sie zwischendurch mit dem öffentlichen Verkehrsmittel unterwegs sind, sollten Sie das App pausieren, da auch dort beim Rütteln Schritte gezählt werden. Allgemein ist es am sichersten, wenn Sie das App nur dann aktiv haben, wenn Sie auch wirklich laufen, dann kann auch sicher nichts mehr schiefgehen.

- Runtastic

Diese App eignet sich sehr gut um seine Strecken im Auge zu behalten. Das Programm läuft über GPS und die zurückgelegte Strecke können Sie dann am Schluss auf der Karte begutachten. Der Vorteil hier ist, dass Sie nicht nur den Überblick über die zurückgelegten Strecken behalten können, sondern der Höhenunterschied auch angezeigt wird. Denn beim Laufen kommt es auch darauf an wie man läuft (mehr dazu im Kapitel 13), eine gerade Strecke oder sogar bergab ist bei weitem nicht so anstrengend wie wenn man einen Hügel hinaufläuft.

Diese App zeigt jedoch nur die zurückgelegte Strecke in Kilometern an, Schritte zählt es nicht im Gegensatz zum „Rantastic Pedometer". Daher ist die App mehr als Ergänzung zu einem Schrittzähler gedacht um sein persönliches Training zu optimieren.

Kapitel 8 – Seinen aktuellen Stand systematisch ermitteln

Nachdem Sie sich nun für Ihre Art des Schrittmessens entschieden haben und sich nun ein Gerät oder eine App ausgesucht haben, die zu Ihnen passt, geht es nun in erster Linie darum, dass Sie festlegen, wo Sie momentan stehen. Nur so können Sie anfangen Ihre Schrittanzahl systematisch zu verbessern. Wenn Sie nun versuchen würden auf einmal zu den 10›000 Schritten zu gelangen, wären Sie schnell frustriert, weil Sie nicht den Erfolg erzielen, den Sie sich erhofft haben. Dabei ist das Ziel vielleicht einfach nicht realistisch genug gesetzt. Um nun herauszufinden wo Sie stehen, müssen Sie einfach eine Woche lang jeden Tag Ihre Schrittanzahl messen. Nach jedem Tag sollten Sie sich die Schrittanzahl aufschreiben. Am Ende der Woche können Sie dann den Durchschnitt der Schritte ausrechnen. Der Durchschnitt ist nun das Pensum, das Sie pro Tag an Schritten leisten. Hier ist es wichtig, dass Sie nicht einfach an einem Tag Ihre Schritte messen und dann dies als Ihren jetzigen Stand ansehen. Denn von Tag zu Tag kann die Schrittanzahl sehr variieren und so das Bild verzerren. Stellen Sie sich vor, dass Sie an dem Messtag viel zu tun hatte und viele Schritte absolviert haben. Wenn Sie nun davon ausgehen, dass Sie diese Anzahl jeden Tag machen – ohne zu merken, dass heute ausnahmsweise mehr los war als sonst – werden Sie im späteren Verlauf viel mehr Mühe haben die gewünschte Anzahl an Schritten zu erreichen, da Sie von einer falschen Basis ausgegangen sind.

Doch auch allgemein lohnt es sich die Erfolge auszuschreiben. Denn so können Sie die Übersicht über Ihren Verlauf behalten und können dann auch mit Stolz auf den Weg blicken, den Sie bis jetzt schon zurückgelegt haben.

Kapitel 9 – Schritt für Schritt

Nachdem Sie nun herausgefunden haben, wo Sie stehen, geht es darum die Schrittanzahl in die Höhe zu treiben. Doch um wie viele Schritte soll man sich steigern und ab wann erhöht man die Schrittanzahl wieder?

Pro Woche sollten Sie die Anzahl Schritte um 400 – 500 Schritten erhöhen. Dies ist eine realistische Zahl und damit haben Sie auch keinen Druck. Stressfrei laufen zu können ist enorm wichtig, denn, wenn man am Anfang schon viele Schritte absolvieren muss ohne daran gewöhnt zu sein, zieht dies einige Nachteile mit sich. Als allererstes braucht es einfach Routine und Erfahrung, um gute Möglichkeiten zu finden die Schrittanzahl zu erhöhen. Vielleicht fällt einem erst nach einer Woche Laufen ein, dass es noch einen schönen Park in der Nähe gibt, an den man bis jetzt noch gar nicht gedacht hat. (Anregungen und Ideen zu unterschiedlichen Laufaktivitäten finden Sie im Kapitel 9) Neben dem Sammeln an Erfahrung, müssen Sie sich auch Ihrer Beine zu Liebe Zeit nehmen. Denn bei einer rasanten Erhöhung der Schrittanzahl würden Sie ziemlich schnell Muskelkater und saure Muskeln bekommen. Und in diesem Zustand will ja nun wirklich niemand laufen. Und schlussendlich ist es einfach nicht möglich, dass Sie vom einen Tag auf den anderen die Schrittanzahl so plötzlich erhöhen und diese dann auch konstant halten. Daher müssen Sie sich mit dem jetzigen Stand abfinden – ob dies nun 2›000 oder 6›000 Schritte sind, spielt keine Rolle – und Schritt für Schritt sich jede Woche ein paar hundert Schritte dazuverdienen. Aber Achtung! Wenn Sie es die Woche über mit den 400 Schritten extra nicht geschafft haben dieses Pensum jeden Tag aufrecht zu erhalten, erhöhen Sie die Schrittanzahl nicht. Erst wenn Sie es jeden Tag hinbekommen die zusätzlichen 400 Schritte unterzubringen, dürfen Sie weitermachen. Denn wenn Sie schon 400 nicht schaffen, wird 800 erst recht nicht gehen. Ein jeder Mensch ist da anders, achten Sie einfach darauf, dass das Tempo für Sie stimmt und Sie aber immer dranbleiben. Es wird auch Tage oder Wochen geben, an denen es Ihnen nicht so einfach fallen wird noch zusätzlich zu laufen. Genau dann können Sie Ihr Notizbuch, mit den Erfolgen drin, nach vorne holen und sich bewusst machen wie viel Sie schon geschafft haben. Und alleine dieser Anblick sollte schon genügen die Motivation nicht zu verlieren. In dem Sie dieses Buch lesen, haben Sie sich entschieden Ihr Leben zu verändern und diese Entscheidung können Sie sich nicht von einer schlechten Woche wegnehmen lassen. Versuchen Sie es daher nächste Woche wieder. Und wenn es da immer noch nicht klappen sollte, setzen Sie sich einfach ein kleineres Ziel. Denn auch schon kleine Erfolge motivieren enorm und sollten nicht verachtet werden.

Kapitel 10 – Die idealen Orte fürs Laufen

Im Kapiteln „Annäherung an die 10›000 Schritte" haben Sie einige Tipps bekommen, wie Sie Ihre Schrittanzahl während Ihres Alltags erhöhen können. Doch wie sieht es am Wochenende aus, wenn man die meiste Zeit zu Hause verbringt?

Fangen wir einmal mit dem Morgen an: Gibt es ein Ritual, das Sie jedes Wochenende durchführen, für das Sie öffentliche Verkehrsmittel oder ein Auto brauchen? Wie etwa zum Bäcker das Brot holen, sich am Kiosk eine Zeitung kaufen oder Einkaufen gehen? Für all diese Tätigkeiten gilt das Gleiche wie aus dem oben genannten Kapitel: Wenn der Bäcker zu weit weg sein sollte, kann man einige Stationen Bus fahren und den Rest laufen. Wenn man einige Dinge noch einkaufen muss, kann man mit dem Fahrrad zum Supermarkt. Am praktischsten wäre es, wenn Sie einen Fahrradkorb hätten, wo Sie Ihre Einkäufe platzieren können. Natürlich können Sie nicht den ganzen Wocheneinkauf auf einem einzigen Fahrrad balancieren. Suchen Sie sich daher jemanden, der gerne einen kleinen Ausflug mit dem Fahrrad mitmachen würde. Und wenn Sie gar keine Lust zum Fahren haben, können Sie einen Teil wieder mit dem öffentlichen Verkehr oder dem Auto absolvieren.

In Ihrer Freizeit dürfen Sie natürlich nicht nur auf der faulen Haut liegen (zwischendurch schon, doch dies müssen Sie sich erst einmal verdienen). Suchen Sie sich daher Aktivitäten aus, die Ihnen Spaß machen und bei denen Sie gleichzeitig Laufen müssen.

- Museumsbesuch:

Für diejenigen, die Kunst gerne haben oder sich einfach vorstellen können mal ein Fuß in ein Museum zu setzen, ist dies der ideale Ort. Von Museum zu Museum ist es natürlich unterschiedlich, doch bei einem mittelgroßen Museum dauert es auch schon seine Zeit bis man sich alle Bilder und Skulpturen angesehen hat. Zudem kommt das Treppensteigen sicher nicht zu kurz. Am besten sollten Sie sich eine Begleitung zulegen, denn meist will jeder etwas anderes sehen und so laufen Sie auch garantiert lange genug umher. Je nachdem in welches Museum Sie gehen, liegt dieses in einer Stadt, die Sie noch nicht so gut kennen. Daher können Sie nach dem Museum gleich noch einen Stadtrundgang durchführen. Informieren Sie sich dafür beispielsweise gleich im Museum über die Orte, die Sie in der Nähe besuchen sollten und sonst kann Ihnen das Internet in diesem Fall sicher Abhilfe verschaffen. Und dies führt uns gleich zum nächsten Thema:

- Bei einem Stadtrundgang mitmachen

Es gibt bestimmt Orte in Ihrer Nähe, die Sie interessieren oder über die Sie gerne mehr wissen wollen. Manchmal kann man aber auch schon viel in seinem eigenen Wohnort erleben, wer weiß was Sie da noch für historische Schätze verbergen. Informieren Sie sich daher in der betreffenden Gemeinde und fragen Sie nach einem Stadtrundgang. Meist kostet dies nicht viel und dabei lernt man auch noch viele neue Leute kennen. Zudem kommt auch noch dazu, dass Sie bei dieser Aktivität nicht ums Laufen herumkommen. Eine gute Anzahl Schritte ist Ihnen schon jetzt garantiert.

- Spazieren gehen

Ein Spaziergang tut nicht nur dem Körper, sondern auch der Seele gut. Dazu ist es wichtig, dass Sie sich einen schönen Ort aussuchen, wo gute Luft herrscht und es etwas fürs Auge gibt. Dazu sind Wälder und Parke perfekt geeignet. Dort hat man seine Ruhe und kann die Seele baumeln lassen. Bleiben Sie zwischendurch stehen und genießen Sie die Geräusche der Natur um sich herum. Denn Sie sollten sich nicht immer nur aufs Laufen konzentrieren, sondern auch auf Ihre Umgebung und was Sie erleben können durch die zusätzliche Bewegung. So halten Sie Ihre Motivation aufrecht und fühlen sich auch besser.

- Im Tierheim mit dem Hund spazieren gehen

Für die Tierliebhaber unter den Lesern eignet sich ein Spaziergang mit einem Hund am besten um sich einige Schritte dazuzuverdienen. Dabei muss man nicht einmal einen eigenen Hund besitzen. Vielen Tierheimen sind auf freiwillige Helfer angewiesen, die zwischendurch mit einem Hund des Tierheims spazieren gehen. Gehen Sie dafür einfach einmal beim Tierheim vorbei und informieren Sie sich darüber. Meist bekommt man eine kurze Einführung und eine Broschüre zum Lesen über und dann kann es auch schon losgehen. Achten Sie darauf, dass Sie jedes Mal den gleichen Hund bekommen, wenn dies möglich ist. So können Sie sich auf den Hund einstellen und er auf Sie. So ist es mit der Zeit viel einfacher spazieren zu gehen.

- Die Kinder miteinbeziehen

Wenn Sie eine Familie haben, kennen Sie den Alltagsstress bestimmt auch. Da ist es schwierig noch extra Zeit für eigene Aktivitäten zu finden. Doch Sie müssen sich fürs Laufen nicht extra Zeit freischaufeln, Sie können auch beides miteinander verbinden:

Anstatt mit den Kindern zu Hause etwas zu spielen, gehen Sie mit Ihnen raus. Nehmen Sie einen Ball mit und ab auf die Wiese.

Wenn Sie die Kinder mit dem Auto zur Schule bringen, können Sie dies ab heute auch zu Fuß erledigen, die Fahrräder schnappen oder den öffentlichen Verkehr benutzen. So können Sie den Kindern gleichzeitig das Zug- und Busfahren näherbringen und dann sind diese auch nicht überfordert, wenn Sie es irgendwann selbst machen müssen.

Es gibt aber auch viele Eltern-Kind-Angebote, wie beispielsweise ein Schwimmkurs. Dort lernt Ihr Kind zu schwimmen, Sie kommen in Bewegung und verbringen auch noch Zeit miteinander.

Es gibt noch viele andere Möglichkeiten wie Sie die Familie in Ihr Vorhaben einbeziehen können. Fragen Sie einfach einmal bei Ihren Kindern nach und finden Sie heraus was Ihnen Spaß machen könnte. Es ist nicht nur wichtig, dass Sie mehr Bewegung in Ihren Alltag bringen, sondern die Wichtigkeit von Bewegung auch Ihren Kindern vermitteln. Wenn Ihre Kinder wenig Begeisterung fürs Laufen und Sport zeigen, können Sie Ihnen dies spielerisch näherbringen: Gehen Sie im Wald spazieren und machen Sie daraus ein

Suchspiel, wer zuerst 5 Nüsse findet oder ein bestimmtes Blatt. So kommt jeder in Bewegung ohne, dass es sich wie ein Zwang anfühlt. Sie können auch Freunde der Kinder mitnehmen, so wird es den Kindern sicher nicht langweilig.

Wenn Sie keine eigenen Kinder haben, kennen Sie sicher Freunde mit Kindern. Laden Sie diese ein zu einem Spaziergang oder einer anderen Aktivität. Wie wäre es dabei mit einer Runde „Fahne erobern". Am besten lässt sich dies im Wald spielen ab 10 Personen. Dabei gibt es zwei Teams, die sich in einem abgesprochenen Gebiet verteilen und irgendwo jedes Team seine Flagge aufstellt. Dazu gibt es in jedem Gebiet ein Gefängnis, dort kommen alle Mitspieler der gegnerischen Mannschaft hinein, die abgeklatscht worden sind (beispielsweise macht man ab, dass dies ab einem Schulterklopfen gilt). Die Leute können befreit werden, wenn sie von einem Teammitglied abgeklatscht werden. Gewonnen hat diejenigen Mannschaft, die die gegnerische Fahne über die Mittellinie bringt ohne gefangengenommen zu werden.

Die ist nur ein Beispiel von vielen, lassen Sie Ihrer Kreativität freien Lauf.

Kapitel 11 – Sich an das neue Laufen gewöhnen

Bis zu diesem Zeitpunkt haben Sie alle Grundlagen in der Tasche und wissen, wo Sie stehen. Ebenfalls wissen Sie, dass ein realistisches Ziel ungefähr 400-500 Schritte mehr pro Woche ist. Doch nun ist die Frage: Wo soll ich nur anfangen?

Sie haben viele Informationen und Idee erhalten, nun geht es darum diese auch um zu setzten. Dazu sollten Sie sich einfach einmal überlegen, was Sie Ihnen am meisten Spaß macht und welche Dinge Sie am besten in Ihren Alltag integrieren können. Wenn Sie ein paar Ideen gesammelt haben, sollten Sie sich einen Plan aufstellen um die Übersicht zu behalten. Schreiben Sie auf, wie Sie zu Ihrem Arbeitsort gelangen und wo Sie aussteigen oder Ihr Auto parkieren wollen. Sehen Sie sich die verschiedenen Angebote zum Mittagessen an, die es in der nahen Umgebung zu Ihrem Arbeitsort gibt. Am besten sollten Sie sich Hilf von Google Maps holen. Auf der Karte finden Sie die verschiedensten Angebote, inklusive Bewertung von Kunden. Das Beste jedoch ist die „Route berechnen" Funktion. Dort können Sie Ihren Standort eingeben und den Zielort und dann rechnet Ihnen Maps die Zeit aus, die Sie brauchen um entweder mit dem Auto, dem öffentlichen Verkehr oder eben zu Fuß die gewünschte Strecke zurückzulegen. So können Sie schon im Voraus wissen, wie lang Sie brauchen und die Distanz wird Ihnen auch in Kilometern angezeigt. Danach sollten Sie sich nach der Arbeit noch eine Aktivität aussuchen, die Sie machen wollen, sei es am Abend noch Spazieren zu gehen, etwas mit den Kindern zu unternehmen oder Erledigungen zu Fuß zu erledigen. Wenn Sie sich all die Dinge aufschreiben und den Tag so planen, haben Sie erstens die Übersicht und müssen sich zweitens dann am Mittag nicht noch überlegen, wo Sie hingehen wollen. Denn wenn man bald nichts findet, verliert man schnell einmal die Motivation und sucht sich ein bekanntes Lokal in der Nähe aus. Andererseits wird es Ihnen auch viel schwerer Fallen Pläne nicht einzuhalten, weil Sie aufgeschrieben fix sind und Sie so einen konkreten Plan haben. Am besten sollten Sie sich den Plan am Kühlschrank oder an der Schlafzimmerwand aufhängen um ihn immer im Auge zu behalten.

Überwinden Sie sich dazu auch Neues auszuprobieren. Am Anfang ist es immer schwierig einzuschätzen welche Aktivität wie viele Schritte bringt. Daher wird es in den ersten paar Wochen nötig sein, dass Sie immer wieder auf Ihren Schrittzähler einen Blick werfen. So lernen Sie mit der Zeit abzuschätzen wie viel Zeit es braucht um eine gewisse Anzahl an Schritten zu leisten. Wenn Sie nun einen fixen Weg haben, der aber nicht so viele Schritte bringt, suchen Sie sich einen anderen. Indem Sie immer wieder neue Wege ausprobieren, wird es Ihnen sicher nicht langweilig beim Laufen und Sie lernen Ihre Gegend noch einmal ganz neu kennen. Das Gleiche gilt auch für die Wochenendaktivitäten. Wenn es Ihnen nicht gefällt, was Sie seit ein paar Wochen machen, versuchen Sie es mit etwas Anderem. Sie können sich auch Tipps von Kollegen holen und Leuten in der Umgebung. Fragen Sie nach schönen Orten, an denen Sie unbedingt einmal vorbeigehen sollten. Und wenn der Weg an einem Tag doch zu kurz geraten ist und Sie nicht auf die gewünschte Anzahl Schritte gekommen sind, legen Sie einen kleinen Extraspaziergang am Abend ein. Dies ist auch die beste Methode um den Kopf freizubekommen und sich noch etwas zu entspannen.

Kapitel 12 – Wandern

Bis heute hält sich das Klischee, dass wandern nur was für Senioren und Rentner ist, noch hartnäckig. Doch dem ist nicht so. Viele Menschen jeden Alters nutzen das Wandern, um Ihren Kopf freizubekommen und die frische Bergluft zu genießen. Das Laufen in den Bergen tut auch Ihrer Gesundheit und Ihrem Herzen gut. Durch die verschiedenen Steigungen und Fälle haben Sie immer wieder anspruchsvollere und entspannter Passagen. Und wo könnte man besser für sein 10'000-Schritte-Ziel arbeiten als in den Bergen?

Doch bevor es überhaupt in den Zug gehen kann um in die Berge zu gelangen, braucht es einiges an Vorbereitung und Vorsorge.

Die richtigen Schuhe:

Wenn man seit zwei Stunden unterwegs ist und irgendwo in der Peripherie im Niemandsland gelandet ist, kann ein verstauchter Knöchel fatal sein. Schlimmstenfalls muss die Rega Sie abholen kommen. Daher ist es wichtig, dass man das richtige Schuhwerk besitzt. Dabei mangelt es an Auswahl bei weitem nicht; von dicker bis dünner Sohle und tief- bis hoch geschnittenen Modellen reicht die ganze Palette. Ein jeder muss am Anfang für sich herausfinden, was am besten passt. Während die einen auf das Modell über dem Knöcheln schwören, da der Fuß darin nicht umknicken kann und vollkommen stabil ist, haben andere das tiefe Modell lieber, da man mehr Bewegungsfreiheit hat. So oder so ist der Fuß auf jedem Fall geschützt und man kann sich vollkommen aufs Wandern konzentrieren. Dabei sollten Sie sich einfach einmal in ein Sportgeschäft begeben, die Wanderschuhe und andere Utensilien anbieten. Dort können Sie sich beraten lassen und verschiedene Modelle ausprobieren. Achten Sie unbedingt darauf, dass der Schuh perfekt sitzt und nirgends drückt. Sonst sind Druckstellen und Blasen schon vorprogrammiert. Achten Sie darauf, dass Sie beim Anprobieren genug lang darin herumlaufen und überprüfen wie stabil Sie sich in den Schuhen fühlen. Dabei lohnt es sich am Anfang etwas mehr zu investieren, da die Schuhe einige Jahre halten werden. Neben einem guten Paar Schuhe bräuchten Sie noch unbedingt eine Regenjacke. In den Bergen kann einen das Wetter schnell einmal überraschen, daher gehört guter Regenschutz immer in einen Wanderrucksack. Nichtsdestotrotz muss man ein paar Tage vorher (nicht mehr als 3 Tage, sonst können die Wetterangaben noch variieren) das Wetter überprüfen, da es bei Regen und Unwetter gefährlich werden kann (Steinschlag, Rutschgefahr etc.) und dann vom Wandern abgeraten wird. Ansonsten ist es wichtig, dass Sie das erste Mal nicht alleine wandern gehen. Falls Ihnen etwas zustoßen würde, haben Sie jemanden dabei, der Ihnen helfen kann. Nehmen Sie einen Freund mit, zu zweit macht es dann auch mehr Spaß und Sie können sich gegenseitig anspornen. Wenn Sie sich nicht sicher sind, ob der folgende Weg zum Wandern geeignet ist oder dieser nicht korrekt gekennzeichnet ist, lassen Sie sich nicht verleiten und bleiben Sie stets auf dem markierten Weg. Man kann aus sicherheitstechnischen oder auch aus umweltschonenden Gründen die seitlichen Wege nicht betreten.

Was gehört alles in einen Wanderrucksack:

Wenn man schon ein Gebiet ausgesucht hat und davon eine Karte hat, gehört diese unbedingt ins Gepäck. Falls Sie keine besitzen, können Sie sich an vielen Bahnhöfen eine besorgen inklusive Wandertipps und Beratung bezüglich der Wanderwege in diesem Gebiet. Aber keine Sorge, man muss kein Kartenleser sein um sich orientieren zu können. An den guten Wanderwegen sollten immer wieder Wegweiser aufkommen. Je nachdem sind die Wanderwege entweder durch klare Schilder gekennzeichnet oder aber durch Farben. Fragen Sie dafür einfach schnell an einem Informationsstand am Bahnhof nach. Dann sollten Sie unbedingt genug Wasser und Essen einpacken. Beim Wandern schwitzt man viel und daher sollte man auch immer wieder zwischendurch einen Schluck Wasser nehmen. Beim Essen muss jeder für sich entscheiden was er am liebsten hat und am besten verträgt. Manche essen lieber kleine Dinge zwischendurch wie Brot, Schinken und Käse andere nehmen ein normales Mittagessen, wie beispielsweise Spaghetti, ein. Sie sollten einfach darauf achten, dass Sie nichts zu schweres essen, da man sich nach dem Mittagessen nur träge und müde fühlt. Wenn man also die Spaghetti essen will, sollte man dies nicht mit einer fettigen Sauce anreichern – Olivenöl tut es auch schon – und dann die Portion einteilen und zu einem späteren Zeitpunkt die andere Hälfte essen. Neben der Verpflegung wäre ein frisches Paar Socken und ein T-Shirt zum Wechseln noch angenehm. Viele schätzen es sich nach einem langen Tag vor der Zugfahrt oder auch vor dem Abstieg umzuziehen. Und als letztes brauchen Sie noch einen kleinen Notfallkoffer und ein funktionierendes Telefon. Dabei dürfen Pflaster, Desinfektionsspray und Verbandszeug nicht fehlen. Wenn Sie nun alles eingepackt haben, die **Wander-schuhe** bereit sind, steht Ihrem Wandertrip nichts mehr im **Weg**.

Kapitel 13 – Tempo

Wie Sie gesehen haben, gibt es mehr als genug Möglichkeiten um seine Schrittanzahl im Alltag zu erhöhen. Natürlich braucht es immer etwas Zeit bis man sich an neue Wege gewöhnt hat und sich mit dem Schrittzähler angefreundet hat. Doch schon nach einigen Wochen kann man sich zu den alten Hasen zählen, denn es braucht nicht zu lange bis man merkt, welche Haltestelle am besten geeignet ist um früher auszusteigen, das Treppensteigen kommt einem nicht mehr so anstrengend vor und am Mittag weiß man wo man Mittagessen kann. Wenn Sie nun an diesem Punkt in Ihrem Trainingsverlauf angekommen sind, ist es an der Zeit einen Schritt weiter zu gehen: das Tempo beim Laufen zu variieren. Denn Laufen ist nicht gleich Laufen. Es kommt sehr darauf an, wie man läuft und mit welcher Geschwindigkeit. Wenn Sie überwiegend bergab laufen, schadet das langfristig nicht nur Ihren Knien, Ihr Training leidet auch darunter. Die 10›000 Schritte sagen nichts darüber aus welche Steigung Sie durchgemacht haben und wie schnell Sie gelaufen sind. Daher eignen sich Apps wie Runtastic sehr gut um einen Überblick über die zurückgelegte Strecke zu haben. Wenn Sie immer nur gemütlich spazieren und sich dafür extrem viel Zeit nehmen, verlieren Sie langsamer an Gewicht als wenn Sie zwischendurch etwas Gas geben. Und genau darum geht's: Variation in den Laufstil bringen. Wenn Sie schon verschiedene Wege ausprobiert haben, wurde Ihnen wahrscheinlich sehr schnell bewusst was es für einen Unterschied macht, wenn man bergauf oder gerade ausläuft. Bei einer Steigung kommt man schon viel schneller aus der Puste und die Beine brennen. Doch das ist auch gut so! Versuchen Sie einmal am Tag eine kurze Strecke zu nehmen, die anspruchsvoller ist als nur ein langer gerader Weg. Dabei müssen Sie nicht stundenlang einen Hügel hinauflaufen. Es geht mehr darum, dass Sie dies für 5-10 Minuten pro Tag machen. Anstatt die Hauptstraße entlangzulaufen, können Sie es mit den Nebenstraßen probieren und obendrüber laufen. Wenn Sie dann beim Laufen außer Atem kommen sollten, bleiben Sie nicht stehen. Stattdessen können Sie das Tempo etwas drosseln um wieder gut Luft holen zu können. Behalten Sie immer im Hinterkopf, dass stehenbleiben keine Option ist! Das Training lebt davon, dass man kontinuierlich etwas macht. Und wenn Sie dann im Lauffluss sind und immer wieder unterbrechen um sich auszuruhen, wird es Ihnen mit jeder Pause etwas schwerer fallen wieder anzufangen und es hat nicht denn gleichen Effekt wie ohne die Pausen. Sie dürfen beim Laufen ruhig auch mal ins Schwitzen kommen und sich selbst immer wieder herausfordern, denn nur so steigern Sie Ihre körperliche Fitness und Ihre Motivation. Falls Sie beim Laufen Seitenstehen bekommen sollten, dann müssen Sie sich darauf achten, dass Sie regelmäßig und tief atmen. Ein oberflächliches Atmen macht das Stechen nur noch schlimmer und bald sind Sie gezwungen anzuhalten. Atmen Sie bei jedem Atemzug so tief wie möglich ein, halten Sie dann die Luft für 2-3 Sekunden an und atmen Sie wieder aus bis die ganze Luft draußen ist. Bei jedem darauffolgenden Atemzug sollten Sie versuchen immer langsamer zu werden und mit der Zeit sollte es möglich sein immer etwas länger ein- und ausatmen zu können.

Kapitel 14– Jeder Schritt zählt

Wenn man sich entscheidet zum Bäcker zu Fuß zu gehen und sich dann überlegt, dass dies beispielsweise „nur" 400 Schritte sind, überlegt man sich dann vielleicht, dass im Gegensatz zu 10›000 Schritten dies sehr wenig ist und es sich gar nicht lohnt jetzt noch zu gehen. Dann plant man vielleicht eine andere Aktivität, mit der man dann auf einmal viel mehr Schritte macht. Und so fängt man dann an aufzuschieben. Es ist verlockend sich klarmachen zu wollen, dass kleine Aktivitäten nur ein Bruchteil sind und gar nicht so viel bringen. Doch genau das macht dieses spezielle Training so aus. Es zielt darauf ab, dass man nicht auf einmal eine halbe Stunde oder mehr im Fitness schwitzen muss sondern dass man sich das Training häppchenweise über den Tag verteilen kann. Doch damit dies auf funktioniert und Sie am Schluss auch wirklich auf die 10›000 Schritte kommen, müssen Sie jede noch so kleine Gelegenheit ausnutzen um sich zu bewegen. Dies erfordert sehr viel Selbstdisziplin und kann an manchen Tagen einfach und an andern weniger einfach sein. Denken Sie an den weniger guten Tagen immer daran, dass das Aufstehen und zum Bäcker laufen immer noch besser ist, als sich jetzt ins Fitness zu begeben.

Kapitel 15 – Ernährung

Wenn man sich vorgenommen hat abzunehmen, dann wird man um das Thema Ernährung nicht drum herumkommen. Viele Menschen machen am Anfang den Fehler, dass Sie entweder zu viel oder zu wenig essen. Es ist schwierig abzuschätzen wie viel man an Kalorien verliert, wenn man den ganzen Tag läuft. Daher können Ihnen die Apps aus Kapitel 7 eine ungefähre Idee liefern wie viel man verbraucht hat. Doch jeder Körper ist anders und jeder Mensch braucht unterschiedlich viele Kalorien. Ein Orientierungswert ist: 2'000 Kalorien. Dies ist der Wert, denn ein Mensch durchschnittlich pro Tag zu sich nimmt. Sportler und große Menschen werden mehr als 2›000 Kalorien zu sich nehmen, als kleine Menschen und die, die nicht intensiv Sport betreiben. Daher ist es wichtig, dass man auf sein Bauchgefühl hört und sich auf seinen Körper verlässt. Denn es gibt nicht das eine Wunderrezept für einen jeden Menschen. Man hat unterschiedliche Dinge gern, der Körper verträgt je nach Mensch gewisse Esswaren nicht und andere schon. Daher soll Ihnen die Zahl 2›000 nur als erste Orientierung dienen bei dem Weg zu einer gesünderen Ernährung.

Viele, die gesunde Ernährung hören, denken gleich an Blumenkohl und gedämpftes Gemüse ohne irgendwelche Beilagen und die Motivation zur Ernährungsumstellung schwindet mit jedem Kohlkopf, den man sich vorstellt. Doch dies muss nicht sein! Nur weil Sie sich entschieden haben abzunehmen, heißt dies nicht, dass

Sie auf alles verzichten müssen, was Sie gerne gegessen haben. Es heißt einfach nur, dass man in Massen genießen und bewusster Essen soll. Jedoch gibt es einige wenige Dinge, die Sie ganz aus Ihrem Leben streichen sollten:

- Süßgetränke:

Die Kalorienfallen schlechthin sind Ice Tea, Cola und Co. In einem halben Liter Cola ist 45 Gramm Zucker enthalten und dies entspricht fast schon der empfohlenen Zuckerrate pro Tag! (empfohlene Zuckerrate pro Tag für Frauen: 50g; für Männer: 65g maximal). Daher Finger weg von den Produkten!

- Diät- und Lightprodukte:

Was der Hersteller dieser Produkte nicht alles verspricht. Da scheint Abnehmen etwas zu sein, das man einfach so mal während dem Essen machen kann. Doch der Schein trügt. Zwar haben diese Produkte vor allem weniger Zucker enthalten, doch ohne einen Ersatz würde das Essen nicht schmecken und niemand würde es kaufen. Daher sind viele Spezialprodukte mit sehr viel Süßstoff und Zuckerersatz ausgestattet. Coca-Cola Zero ist da das perfekte Beispiel. Obwohl die Cola kein Zucker und damit keine Kalorien enthält, schmeckt sie süß. Der „Ersatzzucker" gaukelt dem Körper vor, dass er Zucker bekommt, jedoch kommt dann nichts. Aufgrund der gegenteiligen Signale will sich der Körper den fehlenden Zucker holen und man spürt dies durch Hunger. Die Ersatzprodukte sind daher an sich kalorienarm, jedoch bringen die Ersatzstoffe uns dazu, dass wir im Nachhinein mehr essen. Zudem sind die meisten Produkte sehr künstlich und schmecken bei weitem nicht so gut wie etwas Selbstgemachtes.

- Fertigsaucen:

Viele Menschen, die abnehmen wollen, greifen im Restaurant zu einem Salat. Jedoch kann dieser sich schnell zu einer wahren Kalorienbombe entpuppen. Haben Sie sich beim Einkaufen schon einmal darauf geachtet wie viele Kalorien die Salatsauce hat? Hier ein Beispiel:

Ein fertiges Frenchdressing enthält 460kcal pro 100 Gramm, Olivenöl dagegen enthält 885 kcal. Da denkt man sich schnell, dass man lieber zum Fertigprodukt greifen sollte, da diese wenigen Kalorien enthalten, doch falsch! Denn Kalorien sind nicht gleich Kalorien (im nächsten Kapitel dann mehr dazu). Olivenöl gehört zu den guten Fetten, während die fertige Salatsauce schlechte Fette enthält. Daher sollten Sie zu Hause die Fertigsauce in die Tonne hauen und das Dressing selbst machen, dazu finden Sie viele Rezepte im Internet. Vermeiden Sie zu fettige Zutaten wie Rahm oder Crème Fraîche, nehmen Sie stattdessen Quark oder Cottage-Käse.

- Weißmehlprodukte

Man hat die 4. Scheibe Toast gegessen doch man fühlt sich immer noch nicht richtig satt. Das liegt daran, dass der Körper praktisch gar nichts davon hat. Es sind keine Nährstoffe, Ballaststoffe, Vitamine oder gute Fette enthalten und genau das braucht ein Körper um gut zu funktionieren. Steigen Sie daher auf Vollkorn um und vermeiden Sie Weißmehlprodukte. Denn bei Vollkorn – vor allem beispielsweise Brötchen, die noch mit diversen Kernen belegt oder gefüllt sind – braucht der Magen viel länger, bis er die Kerne verdaut hat und so haben wir viel länger was von unserem Essen und der Körper wird mit wichtigen Ballaststoffen und Vitaminen versorgt. Weißmehl wird nicht nur schnell verdaut, sondern wird vom Dünndarm zu Zucker umgewandelt und so schießt der Blutzucker schnell in die Höhe, sinkt dann auch rapide wieder ab und man fühlt sich müde und hat schon wieder Hunger.

Wenn man diesen Alltagsfallen aus dem Weg geht, hat man schon eine Menge erreicht. Das nächste Kapitel wird Ihnen helfen zu verstehen, wieso 500 Kalorien in einem McDonalds Burger nicht das gleiche sind, wie 500 Kalorien in Form von Vollkornspaghetti und Gemüse als Beilage.

Kapitel 16 – Kalorien sind nicht gleich Kalorien

Wenn man einfach abnehmen könnte indem man den Tag durch die Zahlen zusammenzählt, die auf der Verpackung unter „Kalorien" stehen, würden Sie dieses Buch wahrscheinlich nicht lesen. Doch die Ernährung ist viel mehr als nur die Anzahl Kalorien. Wie schon erwähnt, dienen die Kalorien als ein Richtwert, jedoch sagen Sie nichts darüber aus wie gesund ein Lebensmittel oder Produkt ist (klar ist, dass wenn eine Mahlzeit 600 kcal hat, sie nicht gesund sein kann. Jedoch geht es hier mehr um die Alltagsprodukte). Sie müssen sich daher vor allem darauf achten was darin enthalten ist. Dazu nehmen wir nochmals das Beispiel aus dem vorherigen Kapitel zur Hand: Der Burger und der Teller Spaghetti mit Beilagen. Burger, die in weltweiten Fast-Food-Ketten hergestellt werden, verbringen einige Zeit im alten Bratfett und liegen je nachdem einige Zeit schon zubereitet herum. Der Körper hat nichts davon und sie sättigen nur für kurze Zeit. Das Brot ist praktisch immer aus Weißmehl gemacht und das Fleisch in Fett gebraten. Im Gegensatz dazu sättigen die Spaghetti viel länger, da sie aus Vollkorn gemacht sind und es sich um Kohlenhydrate handelt und das Gemüse liefert dazu noch die nötigen Vitamine. Und obwohl die beiden Gerichte die gleiche Anzahl Kalorien aufweisen, ist das eine Produkt viel besser als das andere. Doch das heißt jetzt nicht, dass Sie vollkommen auf Burger verzichten müssen. Die gesündeste und sicherste Variante ist es, wenn Sie zu Hause selbst Burger machen. Dazu brauchen Sie nur Hackfleisch, Vollkornbrötchen, guten Käse, Salat und Gemüse. Der Belegung des Burgers sind dabei keine Grenzen gesetzt, von Avocado bis Rotkohl kann alles rein, seinen Sie kreativ. Doch wenn man mal keine Zeit zum Kochen hat oder auswärts isst, gibt es in der heutigen Zeit etliche Angebote an Burger-Lokalen, die sich darauf spezialisiert haben die Burger gesund und vor allem frisch zuzubereiten. Ein gutes und gesunde Lokal zeichnet sich dadurch aus, dass man nicht wie im Fastfood Restaurant schon nach einer halben Minute das Menü bekommt, da darf man sich ruhig Zeit nehmen. Auf der Speisekarte sollte verzeichnet sein von wo das Fleisch kommt (am besten natürlich gerade aus der Umgebung) und bestenfalls wird explizit erwähnt, dass sie nur frische Zutaten verwenden. Dazu sollte bei der Auswahl bei jedem Burger aufgelistet sein, was genau drin ist. Viele Lokale bieten eine halboffene Küche an, so dass man je nachdem sogar zusehen kann wie der Burger zubereitet wird. Spätestens dann können Sie sich sicher sein, dass Sie ein gutes Lokal gefunden haben.

Wie Sie am Burgerbeispiel sehen, gibt es zu jedem Essen eine gesunde Variante, man muss nur wissen, welche Zutaten man verwenden soll.

„Fett und Kohlenhydrate, bloß nicht!" Bei einer Diät setzt man häufig auf Proteine (Eier, Fleisch) und vermeidet Kohlenhydrate (Kartoffeln, Brot) und Fette. Tun Sie das auf keinen Fall. Denn Sie machen keine Diät – da diese selten aufgehen – sondern stellen Ihre Ernährung auf Dauer zu gesund um. Und da ist es für den

Körper essentiell, dass er von allen drei Grundnährstoffen was bekommt. Der Körper braucht Fett um zu funktionieren, doch genau wie bei den Kalorien ist nicht jedes Fett gleich gut. Einfach gesagt gibt es gute und schlechte Fette. Zu den guten Fetten (die reich an ungesättigten Fettsäuren bestehen; Teile, die der Körper nicht selbst herstellen kann und zum Überleben braucht) gehören beispielsweise: Avocado (kalorienreich für eine Frucht, aber sehr gesund und fast schon ein Muss in einem Menü), Nüsse, Fisch (Lachs, Hering, Makrele), Kokosöl und Rapsöl. Ohne solche Fette könnte es zu Haarausfall, Verdauungsproblemen und Konzentrationsproblemen kommen; und dies sind nur ein paar wenige von vielen Folgen. Aber auch unser Gehirn ist auf die guten Fette angewiesen. Diese benötigt es für die Nervenbahnen, um Informationen weiterzugeben und für seinen Aufbau allgemein. Wenn Sie also langfristig auf Fett verzichten, schaden Sie nicht nur Ihrem Körper, sondern auch Ihrem Gehirn.

Auch Kohlenhydrate gehören zu einem funktionierenden Alltag dazu. Denn sie sind die Energielieferanten schlechthin! Man muss einfach wissen welche Kohlenhydrate gut sind, hier ein paar Beispiele: Vollkornprodukte, Kartoffeln, Haferflocken, Spinat, Reis, Früchte.

Schlussendlich geht es aber darum, dass Sie von allem essen und davon immer die gesunde Variante nehmen. Benutzen Sie dazu auch einfach Ihren Menschenverstand. Wenn sie Poulet essen, nehmen Sie die Haut weg, die nur so von Öl und Fett trieft. Wenn

Sie Reis kochen und dazu eine Sauce machen, benutzen Sie keinen Rahm, sondern Joghurt. Und so weiter.

Alkohol, der Feind eines jeden Abnehmwilligen. In der nächsten Zeit werden Sie auf Ihr Feierabendbier verzichten müssen. Dies heißt nicht, dass Sie Bier, Wein und Co. ganz aus dem Leben verbannen sollen, jedoch sollten Sie den Konsum senken. Denn Alkohol entzieht dem Körper wichtige Salze und Flüssigkeit, am nächsten Tag ist man nicht mehr so fit und dazu ist Alkohol noch ziemlich kalorienreich. Daher sollten Sie maximal einmal pro Woche Alkohol konsumieren und sonst zu beispielsweise alkoholfreiem Bier wechseln. Denn die alkoholfreie Variante gilt auch in Massen getrunken als richtig gesund und stärkt das Immunsystem.

Kapitel 17 – Durch Sport zu viel essen

Nach einer guten Runde Joggen oder Fahrradfahren, meldet sich schnell mal das Hungergefühl. Viele Menschen, die noch nicht so lange Sport betreiben, wollen sich nach den Strapazen etwas gönnen und überschätzen dabei die Anzahl verlorener Kalorien. Nehmen wir einmal das Beispiel Schokoriegel: Twix, Mars und Co. scheinen auf den ersten Blick ein kleiner Snack zu sein, jedoch haben sie es in sich. Schokoriegel mit Nüssen und Karamell haben meist zwischen 200-300 Kilokalorien. Um also ein Twix „abzutrainieren", müssten Sie entweder eine Stunde Schwimmen oder 20 Minuten auf dem Laufband Gas geben. Ein rechter Aufwand für einen kleinen Snack. Greifen Sie daher nach dem Sport zu gesünderen Alternativen, die aber auch Süß sein dürfen: Erdnussbutter eignet sich dazu perfekt. Nüsse bestehen zu einem Teil aus gesunden Fetten und sind der perfekte Energielieferant kurz nach dem Sport.

Wenn Sie etwas Süßes essen wollen, dann greifen Sie da zu schwarzer Schokolade. Ihr hoher Kakaoanteil ist gesund und gut fürs Herz. Achten Sie dabei darauf, dass Sie die Schokolade nach und nicht vor der Mahlzeit einnehmen. Auch hier ist die Devise simpel: Steigen Sie einfach auf eine gesunde Alternative um und dann müssen Sie auf nichts verzichten.

Sie sollten ebenfalls darauf achten, dass Sie regelmäßig essen. Wenn Sie Mahlzeiten überspringen oder sogar auslassen, wird sich der Hunger später umso stärker melden. Wenn man länger nichts isst, kann es zu sogenannten „Heißhungerattacken" kommen. Dies passiert häufig, wenn Menschen eine sehr strikte Diät halten und dabei auf Vieles verzichten und nicht genug Essen. Dann essen sie unkontrollierte Mengen und wenn dies häufiger passiert, setzt bald der „Jojo-Effekt" ein – man nimmt schlussendlich noch mehr zu als am Anfang. Um das zu verhindern muss man genug essen und mindestens drei Mahlzeiten am Tag einnehmen. Hier steht „mindestens", denn es gibt auch Menschen, die lieber fünf kleine Mahlzeiten einnehmen und diese dann über den Tag verteilen. Dies ist reine Geschmackssache und sollte jeder für sich selbst herausfinden, was einem besser passt. Jedoch sollten Sie immer eine Frucht oder ein paar Nüsse für zwischendurch dabeihaben, wenn sich mal der kleine Hunger meldet.

Kennen Sie das auch, wenn Sie sich hungrig an den Tisch setzen und dann mit einem richtig unangenehmen Völlegefühl wieder aufstehen? Das kann passieren, wenn man zu schnell isst. Denn der Magen braucht immer eine gewisse Zeit bis er melden kann, ob er satt ist oder nicht und manchmal merken wir selbst nicht einmal was wir schon alles gegessen haben. Daher sollten Sie sich darauf achten, dass Sie sich genug Zeit nehmen um zu essen und dass Sie keine Mahlzeiten vor dem Fernseher einnehmen. Durch den Fernseher ist man schnell abgelenkt und merkt nicht wie viel man eigentlich schon gegessen hat und plötzlich ist dann die ganze Chipspackung leer. Wenn Sie vor dem Fernseher etwas naschen wollen, können Sie sich Peperoni, Gurken und Karotten in Scheiben schneiden und diese gewürzt oder mit Cottage-Käse genießen. Bei einem Film darf es natürlich auch Popcorn sein, achten Sie einfach darauf, dass das Popcorn nicht gebuttert ist; da steckt einiges an Fett drin und nicht das gute.

Bei einer normalen Mahlzeit sollten Sie sich mindestens 20-30 Minuten Zeit lassen. Denn erst dann kann der Körper auch das Sättigungsgefühl wahrnehmen. Aber auch sonst ist es wichtig, dass Sie sich Zeit nehmen um das Essen genießen zu können. Nur so können Sie auch lernen bewusst zu essen, wenn Sie anfangen bewusst zu genießen.

Ebenfalls ist es wichtig, dass Sie nicht zu spät am Abend essen. Sonst leidet die Schlafqualität darunter. Am besten wäre es, wenn Sie sich durch den Tag fixe Zeiten einplanen würden, an denen Sie essen wollen. So verhindern Sie garantiert Heißhunger und vermeiden Stress beim Essen.

Kapitel 18 – Verbieten Sie sich nichts

Schokolade, ade? Tschüss Kuchenstück? Nein, das muss nicht sein. Der Mensch ist ein Genießer, das ist eine Tatsache und da kommen wir nicht drum herum. Warum sonst sind die Restaurants an den Wochenenden so belegt und die Cafés immer so gut besucht? Essen dient jedoch nicht nur als Genussmittel, sondern verbindet auch. Oft treffen sich Menschen um beisammen zu sein bei einem Mittag – oder Abendessen. Wer möchte da immer zu Salat essen? Daher ist es wichtig, dass Sie sich an solchen speziellen Anlässen auch mal etwas gönnen dürfen. Das heißt jetzt nicht, dass Sie mit einer deftigen Vorspeise und einem riesigen Dessert aufhören sollten. Nein, viel mehr geht es darum, dass Sie von allem in Massen genießen. Essen Sie bewusst und genießen Sie jeden Bissen.

Wenn Sie bei Ihrem Salat bleiben, während Ihre Kollegen genüsslich die Pizza beim Italiener oder den Teller Spaghetti verschlingen, können Sie danach ja nur gefrustet raus schreiten. Dies gilt aber nicht nur, wenn Sie auswärts essen gehen, diesen Gedanken sollten Sie auch in Ihren Alltag einbauen. Gönnen Sie sich manchmal nach dem Essen ein kleines Stück Schokolade (bevorzugt schwarze) oder ein Stück Kuchen. Denn wenn Sie sich Verbote auferlegen und sich zwingen nicht an Süßes zu denken, werden Sie umso mehr an Süßes denken. Versuchen Sie dafür das folgende Gedankenexperiment: Versuchen Sie in der folgenden Minute nicht an einen rosa Elefanten zu denken. Und an was haben Sie in dieser Minute am häufigsten gedacht? – Genau, an den rosa Elefanten. Gedanken und Wünsche zu unterdrücken ist schwierig und lässt Sie nur noch häufiger auftauchen. Und mit genügend Bewegung und der richtigen Ernährung wird auch das Stück Kuchen Sie nicht zurückwerfen und sich nicht gleich an dem Hüpfen festkleben.

Kapitel 19 – Lassen Sie sich zu nichts zwingen

Auch wenn Spinat ein Eiweißlieferant schlechthin ist und angepriesen wird, müssen Sie ihn trotzdem nicht essen. Es gibt genug alternative Lebensmittel. Ob es jetzt der Spinat oder der Kohl sind, ein jeder hat Lebensmittel, die er nicht leiden kann. Zwingen Sie sich daher nicht jede Woche den Spinat herunterwürgen zu müssen nur, weil er gesund ist. Überlegen Sie sich lieber was es sonst noch für Alternativen gibt. Auch diejenigen unter Ihnen, die sich nicht gerade als Gemüsefans outen würden, werden etwas für sich finden, garantiert! Die Gemüse- und Früchtewelt ist so vielfältig, man muss nur die Augen offenhalten. Doch bevor Sie jetzt beispielsweise den Spinat für immer von Ihrem Menü streichen, probieren Sie ihn nochmals. Denn nur, weil er Ihnen als Kind nicht geschmeckt hat, heißt das nicht, dass er Ihnen heute nicht doch schmecken könnte. Geschmäcker verändern sich, vergessen Sie das nie. Doch auch die Zubereitungsart kann einen weltbewegenden Unterschied machen. Broccoli kann man nicht nur kochen, sondern auch anbraten, im Ofen zubereiten oder grillieren; informieren Sie sich daher unbedingt über die verschiedenen Zubereitungsarten.

Trauen Sie sich neues auszuprobieren. Googeln Sie oder schlagen Sie ein Kochbuch auf (falls Sie noch keins besitzen, ist es schleunigst an der Zeit eins zu besorgen) und sehen Sie nach, was für

Arten von Gemüse es überhaupt gibt. Sie sollten jeden Tag mindestens eine Portion Gemüse zu einer Mahlzeit essen und verschiedene Früchte über den Tag verteilen.

Viel Spaß beim Ausprobieren.

Schlusswort

Wie Sie schlussendliche sehen gibt es eine Menge, das zum Laufen dazugehört. Indem Sie sich entschieden haben dieses Buch in die Hand zu nehme und zu lesen, haben Sie sich für einen gesünderen Lebensstil entschieden. Nach diesem Buch sollte Ihnen klar sein, dass man nicht von heute auf morgen die 10›000-Schritt-Marke knacken kann. Daher sollten Sie lernen auch kleine Fortschritte zu schätze und vor allem auf sich selbst stolz zu sein. Es braucht sehr viel Mut und Entschlossenheit um den Schritt in ein neues Leben zu wagen und dies haben Sie eindeutig bewiesen. Bleiben Sie daher täglich dran und dokumentieren Sie Ihren Erfolg. Halten Sie aber auch die kleinen Niederschläge fest, denn dies gehört genau so dazu. Das Wichtigste ist einfach, dass Sie Ihr Ziel nicht aus den Augen verlieren. Machen Sie sich dabei aber keinen Druck. Beschreiten Sie den Weg in Ihrem Tempo. Vergessen Sie bei all der Lauferei nicht ans Essen zu denken. Führen Sie das Kochen als ein fixes Ritual in Ihr Leben ein. Wenn Sie nicht gerne alleine kochen, laden Sie zwischendurch Freunde ein und kochen Sie zusammen. Probieren Sie neue Rezepte aus und trauen Sie sich neues auszuprobieren. Wenn es dann doch nicht so gut schmeckt, probieren Sie halt was Anderes. Wenn Sie jedoch alleine nicht den Durchblick kriegen, gibt es etliche Bücher zu gesunder Ernährung und wie man das ganze angehen kann. Reden Sie auch mit Freunden und Verwandten und holen Sie sich dort nützliche Tipps. Wenn Sie auf Nummer sicher gehen wollen, können Sie auch einen Termin bei der Ernährungsberatung machen. Doch dieser Service ist meist teuer. Versuchen Sie daher so gut wie möglich auf Ihren Körper zu hören und sich das Geld zu sparen. Mit der Zeit lernt man seinen Körper kennen, man muss nur Geduld haben.

Schnappen Sie sich Laptop oder Notizpapier und fangen Sie an Aktivitäten aufzuschreiben, die Sie in nächster Zeit betreiben werden und legen Sie sich schon einmal die Laufschuhe für Morgen zurecht.

Viel Spaß beim Laufen!

Made in United States
Troutdale, OR
01/13/2024

16933775R00037